AF337034

LETTRE SANS NOM

ADRESSÉE

A UN DOCTEUR ALLOPATHE INCONNU

OU DU MOINS FORT MAL CONNU,

AUTEUR SUPPOSÉ D'UNE CHANSON SUR LE CONGRÈS HOMŒOPATHIQUE;

PAR

UN INTRUS MULTIPATHE.

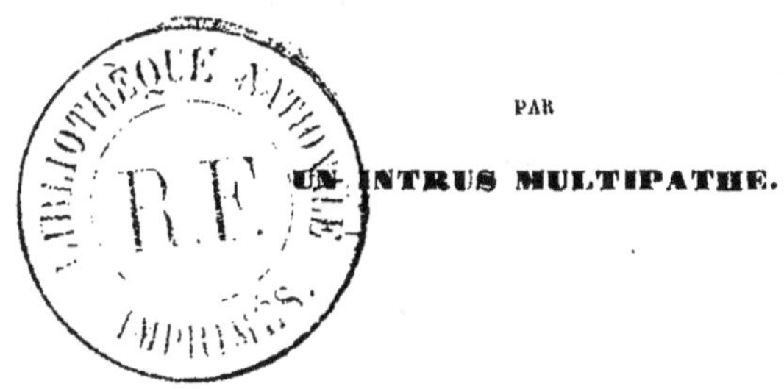

BORDEAUX,

IMPRIMERIE DE G.-M. DE MOULINS,

Rue Montméjan, n. 7.

1854

LETTRE SANS NOM

ADRESSÉE

A UN DOCTEUR ALLOPATHE INCONNU

OU DU MOINS FORT MAL CONNU,

AUTEUR SUPPOSÉ D'UNE CHANSON SUR LE CONGRÈS HOMOEOPATHIQUE ;

PAR

UN INTRUS MULTIPATHE.

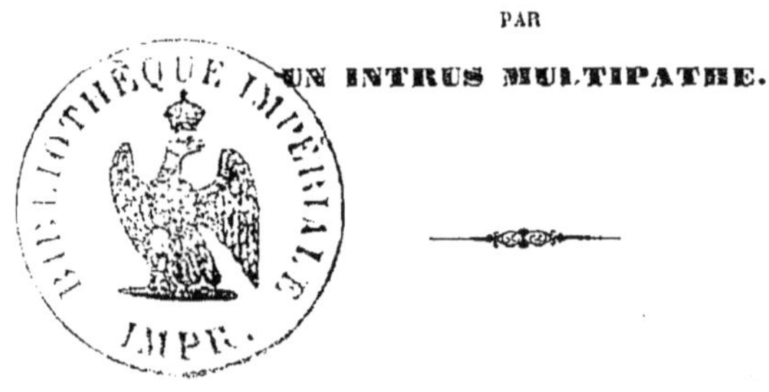

Monsieur le Docteur et T∴ C∴ F∴,

A J. Saint-Rieul-Dupouy revenait l'honneur, je dis plus, incombait le devoir de vous adresser des éloges aussi sincères que bien mérités pour votre inappréciable boutade allopathique ; je l'y ai fortement engagé ; mais cet homme *au front magnétique*, ainsi que vous l'avez si judicieusement qualifié, d'un tour de tête rempli de superbe et de dédain, allongeant ce beau *cou veuf de cravate*, s'empressa d'en décliner l'honneur, comme si c'eût été *s'abaisser* que de s'élever jusqu'à vous !

Tout en me reconnaissant aussi indigne de l'œuvre qu'incapable de la bien accomplir, à son refus je prends la plume.

Mais par où commencer? Pour tous ceux qui vous connaissent, — et qui ne vous connaît pas? — j'aurais fini en un seul mot, en entonnant un *Laudate;* mais il est tant de gens pour qui les points sur les *i* ne sont pas de trop, que le psaume est insuffisant. J'entrerai donc dans quelques détails; j'essaierai d'être précis dans mes commentaires, d'être vrai, surtout, évitant avant tout la flatterie, — et si je dis *peu,* votre modestie m'en saura gré, *trop,* on ne saurait jamais le faire.

Chacun sait qu'en allopathie vous êtes un docteur émérite, vos preuves sont faites. Mais ce que tous peuvent bien ne pas savoir, c'est que, pour avoir plongé jusqu'aux dernières profondeurs de la doctrine *hypothético-scientifique* d'Hippocrate, vous n'avez pas pour cela négligé les *sciences exactes* et les *belles-lettres.* A tous ceux qui en douteraient je n'aurais qu'à montrer l'en tête de votre papier à correspondance, qui prouve que vous avez étudié la géométrie et peut-être même la trigonométrie; que les angles ont attiré votre maçonnique attention, que vous n'aimez point les *obtus,* mais êtes sympathique aux *aigus, malgré,* car ce ne peut-être *selon* la doctrine *contraria contrariis.* Ils ne tarderaient pas à comprendre, à la forme du triangle équilatéral qui en orne le coin, que vous connaissez cette loi géométrique : « *La somme des trois angles d'un triangle est* « *égale à celle de deux angles droits.* » Or, l'angle droit équivalant à 90 degrés, l'on est bien forcé d'en conclure que l'en tête seule de chacune de vos lettres a une étendue de 180 degrés; *quid* du reste? Et quant aux belles lettres, qu'est-il besoin d'en parler, lorsqu'on peut montrer votre inimitable chanson ?

Et d'abord, en lisant le premier mot du titre, *Grrrand*, tout lettré, tout homme de goût et d'esprit, sent qu'il s'agit de quelque chose d'important, et surtout traité de main de maître. Si, contrairement à vos dires, la salle Franklin n'en a pas vu encore de *toutes les couleurs*, certes elle en a vu de beaucoup, et s'il en est une qui ne s'y soit pas encore montrée, c'est par excès de dignité, par réserve, et pour prouver une supériorité que ceux que vous appelez si justement des *arlequins* et des *paillasses*, voudraient à présent contester : Je veux parler de l'allopathie. Ah ! si les allopathes ne se sont pas présentés au Congrès de la salle Franklin, ce n'est pas par crainte d'y être vaincus, mais bien par pure générosité pour ces provocateurs insensés, dont votre chanson suffit seule à renverser toute la doctrine. Ce n'est pas que parmi les allopathes il ne se trouve des docteurs entre les mains de qui la latte d'arlequin ne fût beaucoup mieux placée que dans certaines autres ; mais ce serait faire trop d'honneur à ces docteurs de parades. — « Ils sont trop verts et « bons pour des goujeats, » n'est nullement applicable à la situation prise par les allopathes envers leurs concurrents, et puis, d'ailleurs, la Fontaine lui-même nous a appris à nous méfier des renards.

Qu'il est vrai, ce portrait que vous faites de Saint-Rieul-Dupouy ! Il est tellement ressemblant, qu'à première vue chacun le reconnaît, Oui, c'est bien là ce gribouilleur de papier qui, avec cet aplomb que donne une intelligence étroite et bornée, a fait tout le bruit, lancé tous les coups de tam tam, et étourdi ce pauvre public qui n'en peut mais :

vous comme moi, nous y fûmes pris. La dose était telle, en effet, qu'on a pu croire un moment que cet apôtre d'Hahnemann, répudiant la doctrine infinitésimale, voulait nous allopathiser tous de la façon la plus académique.

Un seul mot de critique en passant, c'est d'amitié. Vous avez peut-être été trop complaisant en adoptant, à l'instigation sans doute de quelque mal élevé, les mots de *binettes*, de *chic*, de *plumer*, etc., etc. ; cela n'est pas de vous, cela n'est pas digne de l'élévation générale de votre style.

Il est évident que quiconque a *le front plissé* a dû subir *quelque malheur passé*, ne fut-ce que celui du plissage du front, et vous le faites admirablement sentir : que Messieurs LE COMTE DE BONNEVAL et autres se tirent de là s'ils le peuvent.

Je dois vous remercier de m'apprendre qu'il y a eu *des fanfares* au Congrès, et qu'on y a *frappé trois coups* comme chez les maçons; je ne m'en étais vraiment pas aperçu.

Comme vous habillez bien M. LÉON SIMON ! comme vous prouvez bien que cet homme n'est qu'un ignorant et un faiseur de dupes! Heureusement il est inconnu. Ce qu'il a dit, d'ailleurs, avait-il le sens commun? Aussi c'est en vain qu'il a appelé, provoqué, insisté, prié, supplié, au nom de la science, de la conscience, de la vérité, de l'erreur même, de l'humanité : nul allopathe n'a répondu à son appel, et tous ont eu le bon sens de ne pas accepter une lutte d'où ils étaient trop certains de sortir vainqueurs et d'accabler les vaincus. Ce ne sont pas ceux qui pratiquent le *væ victis*.

Vous êtes heureux vous, Monsieur le Docteur, d'avoir vu rire au Congrès ; seul peut-être vous avez joui de ce bonheur ; je vous en félicite.

Où vous êtes noble, où vous êtes digne, où vous êtes vraiment grand au-delà de toute expression, c'est quand vous vous attaquez à Nuñez ! Vous avez eu bien raison de mépriser la loi qui défend sous peine de diffamation coupable de reprocher, *même quand elle est vraie*, la moindre condamnation à un citoyen. Oui, vous avez bien fait, et vous auriez peut-être mieux fait encore de dire que ces condamnations, que vous lui jetez *aux traits indignes*, comme vous le dites si bien, étaient pour avoir eu la barbarie de guérir des malades sans l'autorisation d'aucune faculté de Médecine française. Comme il eût été terrassé ce docteur Espagnol !! Quant à ses *traits indignes*, toutefois, j'y reviens, c'est là une affaire de goût, témoin Isabelle dont vous-même dites quelques mots avant d'*éteindre la chandelle*. N'est-il pas absurde d'être médecin décoré et *couvert de crachats !* J'en connais, moi, qui ne porteront jamais que ceux de leurs physiques. Quel contraste, grand Dieu ! de cet orgueil fastueux à votre extrême simplicité ! Chez vous pas la moindre décoration ! Si vous portez une croix, au moins le public l'ignore. Vous en auriez bien une d'honneur si vous vouliez ; car, qui donc en veut et n'en a pas ? Mais vous méprisez ces horions, et si vous étalez tout au long vos titres dans le triangle équilatéral dont j'ai parlé, ce n'est nullement par vanité, c'est tout simplement pour les faire connaître. — J'ignore si Nuñez a renié la tonsure, ce qui est arrivé à bien d'autres qui ont cru mieux faire autrement ; mais, à coup sûr, cela lui a peu servi pour sa coiffure, car le Père éternel lui-même, tout vieux qu'il soit,

possède encore plus de cheveux que lui. Qu'il globulise
Madrid, cela se conçoit, ce pays est en révolution, et aux
époques révolutionnaires, il y a toujours quelques docteurs qui font des sottises; vous en savez quelque chose;
mais comme vous dites : *éteignons la chandelle.* — Lorqu'il
a dit *la persécution grandit,* je jurerais qu'il sentait vos
vers et qu'il les prenait pour beaucoup plus *tenia* qu'ils ne
sont réellement.

Vous n'avez pas accordé à Laplaigne et Marchant plus
de place qu'il ne fallait, c'est justice; le premier, toutefois,
pourrait se plaindre que, par indigence de rime sans doute,
ce qui vous excuse, vous lui enlevez son *i,* sur lequel
plane un grand point; mais passons, ne faisons pas d'indignes calembours.

Que vous eussiez été heureux si, « *du pauvre seul ami
fidèle* » le sommeil eût pu fermer, non *votre prunelle* qui
l'était sans doute, mais votre paupière qui, à coup sûr, ne
l'était pas! Vous n'auriez pas eu la douleur bien cuisante
sans doute DE VOIR « *un client* ATTENTIF, RONFLER d'*un air*
« *indolent* » ce qui est un véritable tour de force. — Et ce
pauvre CARDINAL, qui s'agite en dormant! qui, je le demande, excepté vous, Monsieur, s'est aperçu *qu'il navi-
guait* moins bien que le PRÉFET? Mais un coup d'encensoir
quel qu'il soit, à l'autorité, est d'un homme habile, et vous
le savez.

Que vous avez été bon, que vous avez été généreux pour
ces *deux noms qui se mêlent à des noms* TARÉS ! — C'est
votre mot que j'achève. — Il ne faut point user de ména-
gements envers des gens qui se fourvoient ainsi. Vous eus-

siez dû nommer BOURGES comme vous avez nommé ANDRIEU.
Enfin, je le demande en conscience aux gens de bon sens,
est-il rien au monde de plus déplorable que de voir des
gens qui ont étudié la médecine sur les mêmes bancs que
vous, suivi les mêmes cours, reçu les mêmes leçons des mêmes professeurs, subi les mêmes examens, reçu le même di-
plôme, n'est-il pas déplorable que de tels hommes ayant d'ailleurs une belle position de fortune, une bonne clientèle, une
réputation même de bon professeur, un titre d'agrégé à la
faculté de Montpellier, etc., etc., je le répète, n'est-il pas
déplorable de voir ces hommes ne pas se croire la science
infuse, s'évertuer même à étudier, à apprendre encore, après
qu'un parchemin les déclare savants? N'est-il pas indigne du
respectable corps médical d'étudier une nouvelle doctrine,
qui ne cache pas sa prétention d'engloutir son aînée? Et
quand on l'a étudiée, n'est-il pas hors du sens commun de
confesser qu'on y a découvert une vérité utile qu'il était bien
plus simple et plus facile de nier *in toto* que de chercher à
approfondir? C'est le comble de l'absurde. Mieux vaut cent
fois comme vous faire des chansons. Ceux dont je viens
de parler, en particulier, ne peuvent prétexter du besoin,
et ce n'est pas à eux que s'applique votre fameux « *auri sa-*
« *cra fames.* » Ils sont sous plus d'un rapport dans une position qui peut balancer la vôtre, Monsieur, et certes, on
ne vous voit pas, vous, faire de médecine pour de l'or;
vous n'en faites que par humanité! Vous n'êtes pas de ces
médecins *affamés* qui vivent de la prostitution, qui visitent
les filles publiques moyennant le piteux salaire de 1 fr. 25 c.
Abominable dîme prélevée sur la plus odieuse des profes-
sions, sur les bénéfices du plus ignoble commerce! Ce n'est
pas vous qui recevriez 100, 200, 300 fr. pour ne pas visi-
siter ou condamner à se soigner une malheureuse infectée,

et cela dans l'intérêt honteux et sordide de la maîtresse d'un infâme établissement. Ce n'est pas à vous que les visites des prostituées rapportent 15,000 fr. par an; et dans un rapport qu'hier encore je lisais, et qui fut fait par le Comité de salubrité, les graves allusions qui sont faites ne se rapportent évidemment qu'à un malheureux dont le nom serait digne de figurer *au-dessous* et même FORT AU-DESSOUS de celui de NUÑEZ. Vous n'avez rien de commun, Dieu merci, avec un certain docteur qui, élevé à un grade maçonique supérieur, fut chassé de la loge pour cause d'abus, comme médecin, d'une femme en l'absence de son mari; non certes, et cet homme dégradé, comme dirait Bilboquet, *s'il n'est homœopathe*, à coup sûr, *devrait l'être*. S'il ne répugnait à tout honnête homme de traiter d'aussi sales sujets, nul doute que votre plume acérée en eût depuis long-temps fait justice par une chanson

Oserait-on dire que vous n'êtes pas un homme de progrès? Ce serait bien possible; on ose tout aujourd'hui; mais je vais démontrer le contraire par A plus B. Nos aïeux avaient, et nous avions nous-mêmes toujours conservé jusqu'ici l'usage de respecter la vieillesse : le respect qu'on lui portait s'accroissait du mérite personnel du vieillard, voire des infirmités amenées par l'âge. N'est-il pas temps qu'un tel ridicule cesse? Dans votre amour du progrès, vous lui avez porté le premier coup dans la personne vénérable du COMTE DES GUIDI. Eh quoi! lorsqu'on est Piémontais, qu'on a atteint en France le sommet des fonctions savantes, qu'on est inspecteur de l'Université qui nous a tous instruits; lorsqu'on a pendant plus d'un demi-siècle tenu dignement son rang au milieu des hommes de mérite de notre pays, à ce point qu'un titre honorifique vous est conservé en récompense;

lorsqu'on a de la fortune, des décorations et des honneurs, devrait-il être permis de vieillir jusqu'à l'âge de 87 ans ? C'est vraiment absurde, surtout si l'on atteint ce grand âge avec une santé luxuriante et la conservation intacte de ses hautes facultés intellectuelles. C'est une indignité d'oser paraître en public à 87 ans, alors que comme vous le dites avec beaucoup d'esprit, on est *rabougri*, que l'on porte *un mouchoir fané*, que l'on *pleure d'émotion* au point de ne pouvoir pas lire; tout cela devrait être interdit, et vous faites bien de le démontrer comme vous le faites, Il a bien mérité ce savant et honorable Piémontais que vous l'appeliez : « *Pauvre momie au cuir tanné.* » Toutefois il faut être conséquent, peu de momies en cet état sont susceptibles de *verser d'abondantes larmes*, mais il faut bien passer quelque chose au poëte chansonnier, aimable et courtois. — A coup sûr, ni vous ni moi n'arriverons à un tel âge, *et surtout avec les mêmes honneurs* et la même santé; mais si par hasard cela arrivait, loin de nous montrer *honteux et confus* nous saurions nous cacher, et comme le corbeau de la fable, *jurer qu'on ne nous y prendrait plus.* — Quant au manuscrit du COMTE DES GUIDI, c'est sans doute un effet d'optique qui vous l'a fait voir *épais*, car il se composait d'une simple feuille volante.

Vous étiez fatigué quand vous en êtes arrivé au docteur CHARGÉ, et son couplet se ressent de votre lassitude, tout *charge* qu'il soit cependant; c'est à tort que vous l'accusez d'avoir *gagné le large*, puisqu'il n'est pas venu. Il l'a *gardé* plutôt. J'ignore si, comme vous l'avancez, il eût *échoué sur les parages bordelais*, en tout cas il eût fait exception ; mais je sais que pas le plus petit grain de sable n'a été aperçu qui pût faire échouer la moindre coquille de noix.

C'est donc votre fatigue qui est coupable. Quant à ce qui est de prendre les choses de haut, il va sans dire que plutôt que de consentir à traiter les grands personnages, vous aimeriez mieux descendre jusqu'aux visites des prostituées dont je parlais tantôt, que de placer si mal vos soins. L'empereur lui-même, peut tomber malade à son passage à Bordeaux, et nous sommes tous bien convaincus que ce serait en vain qu'on irait frapper à votre porte. Aussi est-il très-probable qu'on n'ira pas.

Mais que vous êtes bon, vraiment, quand vous qualifiez de *délicates* les grimaces des homœopathes ! C'est d'autant plus étonnant de votre part que le but de votre chanson n'est pas de prouver cette délicatesse. — Pourquoi donc donnez-vous occasion à vos adversaires de vous accuser d'employer un langage que vous ignorez? Vous parlez de *speachs*, peut-être ne vous doutez-vous pas que ce mot n'appartient à aucune langue. Sans doute vous avez voulu parler du *speech* anglais (discours) et c'est un *lapsus plumæ.*

Vous avez fait une très-honorable abnégation de vous-même, Monsieur le Docteur, quand vous avez qualifié d'*encroûté* l'auditoire dont vous faisiez partie aussi bien que moi. Se faire stricte justice à soi-même est un exemple assez rare de nos jours pour que chacun ne s'empresse pas de vous féliciter de votre modestie. — Quant au *gant,* on peut toujours *avec fierté* le jeter là où l'on est sûr que personne ne le relèvera.

Permettez une réflexion conservatrice dans votre propre intérêt; *l'extermination de tous les contraires* que vous appelez de vos vœux, aurait sur vous un funeste effet, car elle est aux mains des ignorants homœopathes, d'hommes qui ont tous plus étudié que vous, sans doute, mais qui savent beaucoup moins, — surtout sur le chapitre des chansons. — Je ne comprends pas le jeu de mot *tuto cito*. Je connais bien l'adverbe italien *tutto,* qui veut dire *tout ,* mais *cito* m'est inconnu. Pardon pour mon ignorance, mais pour ce qui est des chiens, n'oublions pas que les allopathes sont leurs plus cruels ennemis, témoins Dumas, Orfila. Magendie et *tutti quanti.*

Je ne partage pas votre avis sur l'anéantissement de la science, que je considère impossible même aux homœopathes; permettez-moi donc de différer d'opinion avec vous. Ce qui s'anéantira ne sera pas science, ne sera pas vérité, car science et vérité sont indestructibles. — Est-ce que vraiment, ainsi que vous le dites, les homœopathes voudraient *faire fermer les hôpitaux, les facultés et même les arsenaux?* — Les infâmes ! Eh quoi ! on laisse vivre de telles gens ! on leur laisse la liberté ! oh ! c'est à douter de la France et de son avenir, quand bien même, suivant votre conseil, elle parviendrait, ce dont je doute, *à prendre de bonnes hypothèques sur du feu.* En tous cas, qu'on brûle les livres, soit, cela ne cause point de douleur, mais les savants, c'est autre chose. Je ne réclame toutefois pas pour mon compte personnel, je suis à l'abri de cet incendie; quant à vous, Docteur, si vous vous *supposez* en danger, croyez-moi, faites-vous assurer. Cela n'empêche pas de brûler, mais cela indemnise de la perte.

Ne rions pas trop du choléra, cher Docteur, car il paraît, qu'en effet, pas un allopathe ne guérit un cholérique. — — Je dis cela entre nous. — Tandis que l'on prétend que...,

mais chut! n'éveillons pas le chat qui dort peut-être encore,
contentons-nous, nous *qui ne sommes pas charlatans, qui
ne tendons jamais la patte vers l'or qui foisonne, qui ne dau-
bons jamais le peuple badaud*, qui ne comprenons même pas
les expressions *plumer, empaumer, etc.*, contentons-nous
de hausser les épaules, de décliner toute discussion sérieuse
et surtout publique, de faire des chansons et de railler par
derrière et en cachette, à la façon des fourbes, de salir, de
conspuer — tout en nous dissimulant, — toute cette clique
de docteurs plus que parfaits, faisant chanter en chœur ·

> « Salus honor et argentum
> « Atque bonum appetitum. »

C'est la conduite de tout homme à parchemin qui ne respecte pas plus les autres qu'il ne se respecte lui-même, et
qui, si haut ou si bas qu'il soit, veut amener chacun à son
niveau. Je tiens ce principe de la franc-maçonnerie.

Agréez,

Monsieur le Docteur,

les salutations empressées

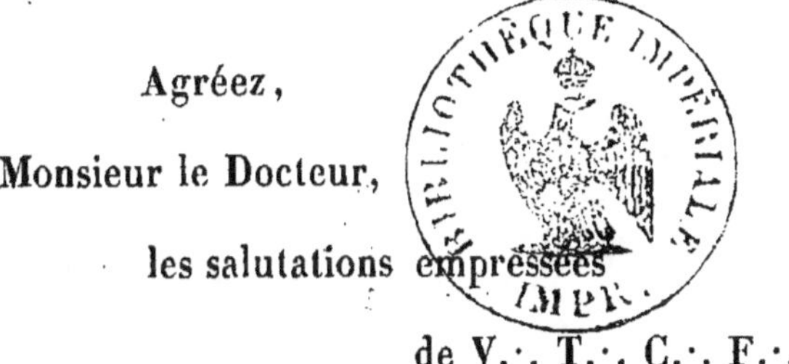

de V∴ T∴ C∴ F∴

Ex profane, autrefois, brûlé sous le parvis,
et pour lequel *il pleut* quelquefois.